L'ALGÉRIE

SOUS LE RAPPORT DE

L'HYGIÈNE & DE LA COLONISATION

Par le Dr CABROL

MÉDECIN PRINCIPAL DE PREMIÈRE CLASSE,
CHEF DE L'HOPITAL MILITAIRE DE NICE
ET DE L'HOPITAL THERMAL DE BOURBONNE-LES-BAINS,
CINQ FOIS LAURÉAT DE L'ACADÉMIE IMPÉRIALE DE MÉDECINE,
MEMBRE DE PLUSIEURS SOCIÉTÉS SAVANTES, ETC.,
OFFICIER DE LA LÉGION D'HONNEUR,
DÉCORÉ DE L'ORDRE DE SAINTE-ANNE DE RUSSIE,
DU MEDJIDIÉ, ETC.

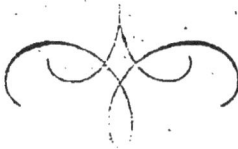

NICE

TYPOGRAPHIE V.-EUGÈNE GAUTHIER ET Cie

DESCENTE DE LA CASERNE, 1

—

1865

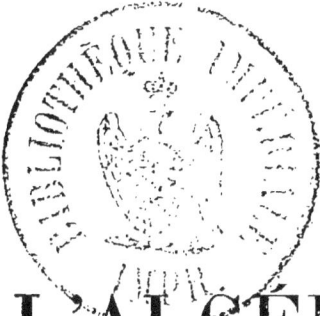

L'ALGÉRIE

L'HYGIÈNE ET DE LA COLONISATION

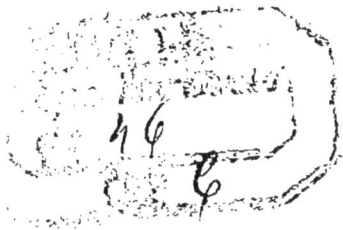

L'ALGÉRIE

SOUS LE RAPPORT DE

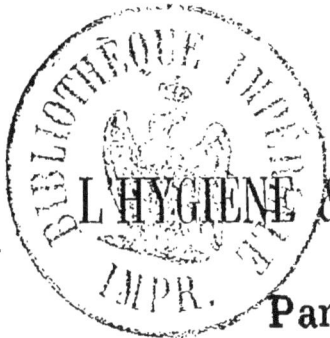

L'HYGIÈNE & DE LA COLONISATION

Par le Dr CABROL

MÉDECIN PRINCIPAL DE PREMIÈRE CLASSE,
CHEF DE L'HOPITAL MILITAIRE DE NICE
ET DE L'HOPITAL THERMAL DE BOURBONNE-LES-BAINS,
CINQ FOIS LAURÉAT DE L'ACADÉMIE IMPÉRIALE DE MÉDECINE,
MEMBRE DE PLUSIEURS SOCIÉTÉS SAVANTES, ETC.,
OFFICIER DE LA LÉGION D'HONNEUR,
DÉCORÉ DE L'ORDRE DE SAINTE-ANNE DE RUSSIE,
DU MEDJIDIÉ, ETC.

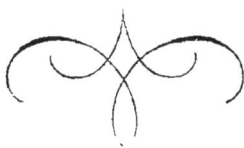

NICE

TYPOGRAPHIE V.-EUGÈNE GAUTHIER ET Cie

DESCENTE DE LA CASERNE, 1

1865

PRÉFACE

Cette seconde édition de l'*Algérie sous le rapport de l'Hygiène et de la Colonisation*, est la reproduction fidèle des articles parus dans les numéros du *Journal de Nice*, du 13 au 25 novembre 1865. Imprimée avant les derniers soulèvements des Arabes, cette brochure a suivi immédiatement, dans la même feuille, la publication faite *in extenso* de la LETTRE DE S. M. L'EMPEREUR NAPOLÉON III sur l'Algérie, l'attention publique paraissant tournée vers l'étude des questions algériennes.

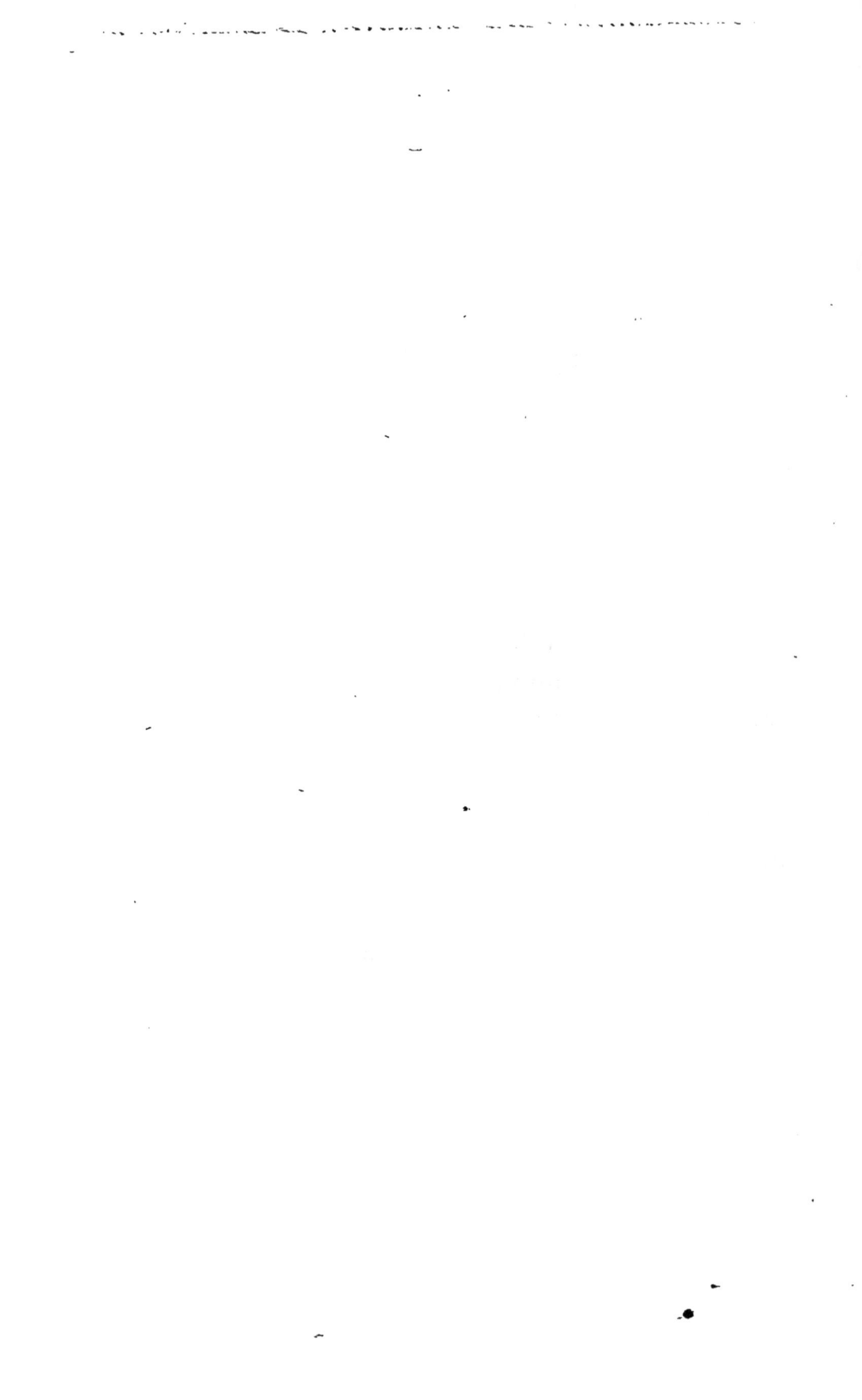

A Monsieur A. Alziary de Roquefort,

Directeur du *Journal de Nice*

Monsieur le Directeur,

La Lettre impériale dont vous avez terminé la publication samedi dernier, vient d'imposer à l'attention publique la question Algérienne ; dès à présent, on peut être certain qu'une solution définitive sera le résultat d'une souveraine impulsion. Par le secours de cette force toute puissante, renversant les obstacles créés par des erreurs, des intérêts ou des passions personnelles, l'Algérie sort des langes qui l'étreignaient. Elle marche de concert avec la mère-patrie vers le progrès social, devançant même celle-ci sur quelques points, au lieu de s'atrophier par des agitations incessantes, nées des différents systèmes d'occupation, de gouvernement intérieur, de colonisation successivement essayés depuis la conquête et successivement abandonnés.

En signalant cette renaissance, nous rendons hommage aux mesures proposées par l'Empereur et en même temps à la capacité, à la probité et à la bravoure du gouverneur général chargé de les réaliser. La dernière insurrection surprise par la lettre de l'Empereur, s'annihile devant l'exposition de ce programme qu'une main ferme a tracé sous l'inspiration des plus hauts sentiments de justice et d'humanité et qui est évidemment tout à la fois favorable aux intérêts des Arabes et à ceux du pays.

Sans discourir sur un sujet si digne de notre attention, nous ne devons pas passer sous silence l'importance qu'ont pour Nice les questions algériennes.

Nice et Alger, riveraines au nord et au midi de sections méditerranéennes comprises entre les mêmes longitudes, présentent, par une exposition topographique inverse, des analogies que la différence de latitude n'auraient pas permis de soupçonner. Configuration du sol, température, riches produits des vallées, aspect sévère des montagnes, en un mot le climat avec ses qualités et ses défauts n'offre ici et là que des différences à peine sensibles. Des relations étendues sur lesquelles nous nous proposons de revenir, s'établiront forcément entre Nice, développant sous les lois françaises son industrie, son commerce, ses productions naturelles, et le rivage qui lui fait face sur l'autre bord de la Méditerranée. La prospérité de la première peut se trouver liée aux progrès de la colonisation du sol africain ; tout ce qui traite cette question l'intéresse donc au plus haut degré.

En outre, le moment est on ne peut plus favorable pour donner de la publicité aux écrits tendant vers la réalisation du vaste programme qui vient d'être posé sur la colonisation de l'Algérie. C'est de cette actualité dont je profiterai, pour mettre sous les yeux de vos lecteurs un travail sérieusement conçu, digne en tous points de correspondre à la haute initiative qui attire aujourd'hui l'attention publique. Vous avez déjà donné un aperçu de ce travail dans votre numéro du 20 octobre dernier, à propos de *la femme arabe*, portrait, comme vous le disiez, crayonné de main de maître et vous vous vous êtes engagé à en faire profiter vos lecteurs.

L'Algérie sous le rapport de l'Hygiène et de la Colonisation, volume de petit format, gros de féconds aperçus, d'études approfondies, de pratiques conseils, est l'œuvre d'un homme dévoué, d'ailleurs, aux intérêts de Nice. Médecin principal d'armée, chef de l'hôpital militaire de votre ville et de l'établissement thermal de Bourbonne-les-Bains, tour-à-tour hydrologue, asservissant l'électricité aux eaux thermo-minérales, observateur laborieux ou consciencieux praticien, M. le docteur Cabrol, pendant de longues années, a fait de l'Algérie le sujet d'observations étendues, éclairées par de patientes recherches. Son travail a été écrit avant le soulèvement de l'an dernier : quelques questions d'économie politique ont pu être modifiées par le fait de l'insurrection, mais le côté hygiénique et colonisateur n'a reçu aucune atteinte ; les propositions de l'auteur restent pratiques et vraies, avant comme après la guerre.

Dr THÉRON

Nice, le 13 novembre 1866.

—

Nous publierons *in extenso* la brochure que M. le Dr Théron nous présente aujourd'hui ; disons ici que les traits qui s'en détachent avec vigueur se rapportent surtout à l'acclimatation, à la fusion des races euro-

péenne et arabe, aux lois de la production et du développement des miasmes, aux défrichements pratiqués
à la fois sur une vaste échelle ; enfin à la culture et à
la canalisation du pays, moyens infaillibles de détruire
toute l'influence nuisible que peut réceler le sol de
l'Algérie. Dès demain, chacun appréciera à leur juste
valeur l'originalité et le mérite de ces passages essen-
tiels.

(Note de la rédaction).

(Extrait du JOURNAL DE NICE *du
13-14 novembre 1865).*

L'ALGÉRIE

SOUS LE RAPPORT DE L'HYGIÈNE ET DE LA COLONISATION

La question de la colonisation algérienne, posée il y a vingt ans par le maréchal Bugeaud, duc d'Isly, sur les bases les plus réelles de la pratique, a t-elle changé ? conserve-t-elle son opportunité ?

Nous sommes convaincu qu'elle présente aujourd'hui le même intérêt et, jusqu'à un certain point, les mêmes difficultés. Dans cette pensée, nous croyons utile de publier le résultat d'observations recueillies pendant quatorze années de séjour en Algérie à diverses époques, et de missions spéciales dont la principale a été une position officielle près du médecin en chef de l'armée Antonini, alors qu'il

fut chargé par M. le maréchal Bugeaud, Gouverneur, d'un travail d'ensemble dont les bases avaient été posées par le maréchal lui-
même et qui avaient pour but l'installation ra-
tionnelle de la population coloniale, comme
on le verra, d'ailleurs, par une lettre de service
que nous rapportons textuellement :

GOUVERNEMENT GÉNÉRAL DE L'ALGÉRIE

—

*A Monsieur Antonini, médecin en chef de
l'Armée d'Afrique.*

« Alger, le 2 mai 1842.

« Monsieur le Médecin en chef,

« Mon intention est que vous me présentiez un
« travail d'ensemble, sur les places et postes oc-
« cupés de l'Algérie, au point de vue hygiénique
« des diverses localités, de l'état du caserne-
« ment, du mode de couchage et de l'état des
« hôpitaux. Je désire que, dans ce rapport, vous
« me donniez votre opinion sur l'alimentation
« des troupes et sur la qualité des aliments.
« Vous exposerez également vos vues sur le ser-
« vice de santé en Algérie, tant pour les hôpi-
« taux que pour les corps de troupe, et en indi-
« quant succinctement la composition actuelle du

« personnel, vous consignerez les améliorations
« dont il vous paraît susceptible.

« Enfin, vous me donnerez votre avis sur l'ins-
« tallation de la population civile dans les diffé-
« rentes localités et sur la forme qu'il convien-
« drait d'adopter pour les habitants des villes et
« surtout de la campagne.

« Ce travail ne pouvant être réglé complète-
« ment et tel que je le désire qu'avec la connais-
« sance parfaite de tous les points occupés, vous
« devrez vous mettre en mesure de commencer
« prochainement cette tournée. Je vous autorise
« à voir M l'intendant militaire Appert, pour
« qu'un officier de santé soit désigné pour vous
« aider dans ce travail, que je désire avoir le plus
« tôt possible.

« Recevez, etc.

« Le gouverneur de l'Algérie,

« Signé : MARÉCHAL DUC D'ISLY. »

En même temps, suivant les ordres du gouverneur, M. le général de Bar adressait un
ordre du jour à tous les chefs français et arabes de l'occupation pour les inviter à seconder
cette mission par tous les moyens dont ils
pouvaient disposer matériellement et moralement. Cette reconnaissance complète du ter-

ritoire algérien devait durer une année, d'après un programme convenu entre le gouverneur et le médecin en chef Antonini dont l'instruction et la capacité répondaient complétement à cette marque de confiance.

Choisi par ce dernier pour partager ses travaux, je l'accompagnai dans ses voyages et nous commençâmes la tournée par la province d'Alger et celle de l'Est sous les meilleurs auspices ; malheureusement après quatre mois de fatigues et une excursion au désert, à l'oasis de Bis«ra, pendant les chaleurs de l'été Antonini succomba à la dyssenterie, et sa mort fit suspendre l'adoption des mesures sanitaires qui devaient résulter de son rapport officiel ainsi que de ses opinions personnelles sur l'objet de sa mission, qui n'était en réalité que la consécration des études médicales recueillies sur la terre d'Afrique depuis quinze années par la médecine militaire.

Depuis lors les événements ont fait perdre de vue un sujet que le maréchal Bugeaud et Antonini regardaient comme destiné à servir de base à l'assiette des garnisons et à l'installation des colons.

M'étant trouvé depuis en rapport avec les hommes qui ont le plus contribué à affermir et à développer la colonie, j'ai pu, en dernier lieu surtout, comme médecin particulier du maréchal de Saint-Arnaud, ministre de la guerre, qui m'honorait de son amitié, poursuivre et compléter des recherches appuyées sur un grand nombre de faits observés depuis longtemps, et sur les lieux mêmes.

C'est ce coup d'œil sur la question algérienne que je me fais un devoir de mettre au jour, espérant qu'il empruntera quelque utilité au mouvement actuel des esprits vers le développement de notre colonie africaine.

C'est surtout au point de vue médical que j'ai observé, et c'est comme médecin que j'écris sous l'impression des souvenirs des expéditions, des combats, des blocus, des blessures, des maladies, des épidémies et de la mortalité dans les premières années de notre occupation.

Ce pays est aujourd'hui français, mais sa colonisation est encore à l'étude; elle est cependant le dernier terme de l'entreprise; car s'il y a des colons et des essais de colonie en Algérie, la colonisation, c'est-à-dire la propriété incon estable, la constitution de la famille, son acclimatement, la viabilité des individus, celle des enfants en particulier dans les campagnes la perpétuité des races et les alliances entre les étrangers et les aborigènes n'existent qu'imparfaitement.

Quelles sont les conditions dans lesquelles va se trouver le colon ? Quel est son avenir ? A-t-il un lendemain ? Tout individu qui s'expatrie ne prend cette résolution que sous l'influence d'une agitation de l'esprit qui, bien que raisonnée, l'expose à risquer le succès. Ce déplacement entraîne une somme plus grande d'activité physique, premier pas vers l'exagération de la vie ordinaire. Cette exaltation, perçue ou non, compatible avec la santé, est entièrement indépendante du climat. Celui-ci vient à son tour produire sur cette matière animée une impression évidente par les résultats seulement, mais qui n'en est pas moins sensible C'est ici le lieu d'établir une distinction d'une importance majeure, toujours négligée et toujours suivie de confusion. Dans le climat il y a deux influences : 1° celle de l'atmosphère; 2° celle du sol. Dans l'atmosphère, ii y a de l'air, du calorique, de la lumière, de l'électricité qui se développe avec la température, de la vapeur d'eau, bon conducteur de l'électricité. L'homme s'acclimate aux diverses proportions de ces éléments de la vie. Du sol s'échappent de l'humidité, de la poussière, des gaz de toute espèce fournis par les réactions chimiques provenant de la décomposition des végétaux, des insectes ou d'autres êtres organisés, surtout à certaines époques de l'année où les rois éléments de miasmes sont réunis aux mois de juillet, d'août et de septembre.

L'homme ne s'habitue jamais à ces influences délétères, de sorte qu'on peut établir ces deux lois : 1° plus un individu séjourne dans un pays, plus il s'y acclimate en ne parlant que de l'atmosphère: 2° plus un individu séjourne dans un pays marécageux, moins il s'y acclimate.

Or, le colon cultivateur ne peut en Algérie éviter complétement cette dernière influence ; car bien qu'il ne demeure pas toujours au centre d'une contrée marécageuse ou de plaines basses souvent inondées, il n'en est pas moins entouré d'émanations qui s'échappent du sein de la terre qu'il remue L'habitation sur un plateau ne le met qu'imparfaitement à l'abri du danger, car les vapeurs d'eau déposées par la rosée des nuits suffisent à la production de miasmes malfaisants qui peuvent l'atteindre, lors même qu'il est éloigné des sources et des eaux stagnantes ou courantes.

En conséquence, il faut agir contre cet ennemi invisible. Il ne faut pas attendre la maladie, il faut la prévenir, car sans cela naissent alors d'autres difficultés qui obligent à changer de lieu et à recourir aux ressources spéciales de la médecine. Les moyens préservatifs s'appliqueront spécialement au vêtement immédiat, à l'habitation, ce second vêtement de l'homme, à son alimentation, à ses habitudes, en un mot à son état physique et moral.

Mais l'homme est seul, sans famille et sans postérité. Il y a encore bien des lacunes à combler dans cette existence. La femme va remplir la plus importante, et si jamais l'homme a besoin d'une compagne, c'est surtout lorsqu'il cultive les champs, loin du tumulte et des réjouissances des cités. C'est la femme qui anime et embellit la demeure, fait aimer le loyer domestique et veille à la vie intérieure où le cultivateur vient retremper ses sens fatigués. C'est dans le sanctuaire conjugal qu'il puisse journellement le courage et la force indispensable à la continuation de ses travaux, qui seraient souvent suspendus ou arrêtés par le découragement, si la famille n'était là comme but constant de sa laborieuse existence.

Point de colon sans la femme, point de colonie sans famille. À part des exceptions qui regardent quelques agriculteurs mariés vivant dans l'aisance de la bourgeoisie, la famille n'est pas assez constituée en Algérie parmi les cultivateurs. Nous avons vu cependant quelques essais de colonisation tentée à Delybrahim, Douera, Kouba, etc , par des émigrations d'Allemands pour la plupart, premiers colons, hélas! moissonnés en peu de temps par les épidémies ou par la misère. Rien n'était préparé pour faciliter l'existence à ces habitants dépaysés ; ils rencontraient le plus souvent, au contraire, un écueil dans chaque objet destiné à leur usage et indispensable à la vie, tels que le sol, l'eau, l'air, les aliments, la demeure ou l'abri, etc.; aussi le cimetière a-t-il bientôt remplacé le village et l'hôpital a recueilli les restes de cette population éteinte.

Les nombreux villages de création moderne ont été également peuplés par différentes familles européennes, encouragées par l'élan donné à la colonie durant le commandement du maréchal Bugeaud. Bien qu'elles n'aient pas été anéanties comme les précédentes, ces familles n'en ont pas moins éprouvé cruellement les atteintes des épidémies : aussi ces villages, d'un aspect pittoresque, n'ont bientôt plus présenté qu'une sorte de solitude. La population espagnole est la seule qui ait donné, en Algérie, l'exemple de la famille étrangère agricole prospérant dans les limites de la petite culture ; elle semble destinée à résoudre le problème de la colonisation algérienne. C'est le laborieux et tenace paysan d'Espagne qui est comme le précurseur de l'agriculture en Algérie. Venue du sud de la péninsule et surtout des îles Baléares, cette population, favorisée par sa constitution méridionale, a ressenti à peine les effets de la différence de climat. Ses mœurs ne sont pas étrangères à celles du pays ; sa sobriété la rapproche des indigènes ; inhabile aux combinaisons du commerce, elle

aime l'agriculture qu'elle a utilement appli-
·quée aux terrains qui avoisinent les villes. Ces
cultivateurs obtiennent des récoltes suffisan-
tes pour alimenter régulièrement nos marchés. Ce sont les seuls paysans aisés du pays.
Les besoins du luxe leur sont inconnus, leur
vêtement est approprié au climat, et leur habitation offre la simplicité de celle de nos cam-
pagnards. Leur ambition est appliquée à la
prospérité de la famille, car chez eux la vieil-
lesse entraîne l'abnégation personnelle en fa-
veur des enfants. Ils ont instinctivement l'a-
mour du travail devenu chez eux une habitude
et un besoin.

Cependant plusieurs familles mahonnai-
ses habitent les villes, les hommes sont ma-
nœuvres, journaliers ou exercent divers mé-
tiers.

Les femmes, en dehors de leurs occupations
ménagères, s'emploient comme domestiques
ou ouvrières. C'est parmi ces dernières qu'on
trouve un type de la grisette d'Alger différant
néanmoins de celle de France. Quelques-unes
d'entre elles s'étant unies à des Français, donnent un bon exemple de conduite et de soins
d'intérieur.

Cette prospérité de la famille mahonnaise ou méridionale de l'Espagne étant la juste récompense du travail, peut être un modèle encourageant pour les colons à venir.

En général, on remarque que la femme souffre plus que l'homme de l'influence du climat ; elle est atteinte dans sa fraîcheur et dans sa santé dès les premiers temps de son séjour.

Le coloris européen disparaît sous l'action caustique de l'air. L'état de fatigue et de douleur manifeste les changements apportés aux sources de la vie. L'irrégularité des fonctions périodiques confirme aussi une modification physiologique de l'économie. Peu à peu tout le corps s'accoutume à ces dispositions nouvelles et l'acclimatation est plus ou moins complète.

Si cette période de transition entre deux pays s'effectue chez l'homme sans qu'il en ait la conviction, il est rare que la femme n'en soit avertie par des malaises d'une certaine durée et qui se répètent plusieurs fois.

Le colon et sa femme acclimatés, que deviennent les enfants? L'individu arrivant en Afrique à l'époque de son entier développement physique peut s'accommoder assez du climat proprement dit, mais il est pourtant des natures réfractaires au changement du pays et qui ne peuvent vivre que de l'air natal. Aussi doit-on immédiatement leur faciliter le retour dans leur patrie. Donc. si en général les adultes s'acclimatent plus ou moins vite, il n'en est pas de même de l'espèce. L'enfant né de parents étrangers au sol ne peut jouir de la loi commune aux indigènes qu'après plusieurs générations. C'est ce que nous enseignent les statistiques des colonies, et ce que nous observons depuis trente années de possession. En attendant que le temps ait permis une plus longue expérience sur l'hérédité, on peut néanmoins constater dès à présent que l'indigène, pas plus que l'Européen, n'habite impunément les pays bas et les marais. La mortalité des enfants de race européenne a été si considérable depuis l'occupation que l'on peut dire qu'elle a anéanti plusieurs générations de futurs colons.

Les causes de cette mortalité ne doivent pas être imputées uniquement au climat. La santé altérée des parents, les alliances disproportionnées sous le rapport de l'âge, des mœurs etc., la difficulté de l'allaitement, le mauvais état de l'habitation, l'alimentation insuffisante ou malsaine, l'absence d'une hygiène appropriée au pays, les excès de tout genre, le défaut d'éducation morale, etc., ont contribué aussi à augmenter considérablement le chiffre des décès parmi les enfants et à éteindre en partie cette première émigration européenne.

La même action s'exerce encore sur la génération actuelle, qui ne présente ni la force ni le développement d'une belle race humaine.

Le tribut que les nouveaux habitants paient au sol dont ils s'emparent est un exemple de tous les temps. L'origine de tous les grands centres de population est marquée par des épidémies, qui prouvent que, pendant le premier siècle de leur existence, les héritiers prospères se sont établis sur les ossements des générations précédentes.

C'est qu'alors sans doute l'hygiène n'indiquait qu'imparfaitement les préservatifs les plus utiles à l'homme. Paris, Bordeaux, Toulouse, Lyon Rome, Saint-Pétersbourg et bien d'autres capitales o t assis leurs fondements sur les sépultures de leurs premiers habitants.

Ces faits historiques sont analogues à ceux que nous avons observé au début de notre colonisation africaine.

Aujourd'hui que les sciences nous ont conduits à des lois sages et à des principes hygiéniques raisonnés, n'y a-t-il pas lieu de les appliquer en Afrique? Nous avons souvent expié l'oubli que nous en avons fait.

L'établissement de la famille agricole en Algérie, son acclimatation, sa descendance, la continuité et la prospérité de sa race, tel est le problème qui se présente pour le présent non moins que pour l'avenir, et qu'il faut chercher à résoudre.

Deux peuples sont en présence sur notre terre d'Afrique ; la paix n'a pas encore effacé complétement l'antagonisme créé par la guerre. La fusion successive de ces deux races est indiquée ; elle est en principe dans notre propre histoire des Gaulois et des Romains, laquelle est à notre époque représentée en Afrique par les Arabes et les Français. Quel est l'officier ayant guerroyé avec le vainqueur d'Isly, qui n'a maintes fois entendu de la bouche du maréchal citer à propos ces rapprochements ?

On a dit que le fanatisme religieux est un obstacle invincible au rapprochement des Arabes et des Européens ; l'observation démontre le contraire. Depuis la conquête, le mahométisme a abandonné de sa rigueur, et le Musulman est au moins aussi tolérant que nous.

Il nous faut de toute nécessité le concours de l'Arabe pour coloniser ; c'est lui qui nous a précédés sur la terre d'Afrique ; c'est lui qui est le propriétaire naturel du sol ; il le cultive et il nous en livre les produits ; il est acclimaté bien constitué, sobre, laborieux et persévérant ; il possède des troupeaux qui alimentent nos marchés, et il fournit aussi des chevaux et des bêtes de somme. Depuis qu'il nous connaît mieux, il semble aussi qu'il se soit plus rapproché de nous. Ne heurtons donc pas ses préjugés. L'Arabe est intelligent, son intérêt lui commande de se rallier à nous. Nous avons vaincu, et l'ennemi a déposé les armes en s'écriant : *Dieu le veut !* Que faut-il demander de plus à un indigène le lendemain de la victoire ? Qu'aurions-nous fait sur cette région presque inconnue, si elle n'avait présenté qu'une vaste solitude ?

Grâce à sa population naturelle, nous y avons trouvé des abris et des ressources abondantes. Les rudiments agricoles que possèdent les indigènes nous indiquent la nature des produits du pays et les ressources du sol. Leur expérience nous désigne les zones favorables à chaque culture ; les champs, les près, les vignes, les forêts ont leur géographie respective. Appuyés sur ces notions élémentaires, nous venons développer cette première culture et appliquer à son perfectionnement toutes les ressources de l'Europe Nous avons surtout un besoin extrême de l'Arabe pour le défrichement ; moins que l'Européen, il est frappé par les émanations qui s'échappent du sol dans ce premier travail indispensable à toute culture. Ce sont donc eux qui doivent marcher à l'avant-garde de la colonisation. La nature leur assigne ce rôle, qui n'exige ni une grande intelligence. ni un grand savoir agricole. Nullement préoccupés de leur santé, de leur famille et de l'avenir, ils travaillent sans crainte, sans excès et aussi sans déceptions. La patience et la résignation sont dans leur tempérament. Leurs maladies sont exemptes de préoccupations morales ; leur acclimatation les rend plus

rares et leur sobriété moins fatales. Là où le
danger est extrême pour l'Européen, il se mesure à une éventualité ordinaire pour l'Arabe.
Quelle ressource immense donc pour l'avenir
de notre colonie ! Le travail agricole ordinaire
peut être partiel, fragmentaire, isolé ; celui du
défrichement doit être général, universel ; tout
parcourir, peu à peu sans doute, mais recevoir cependant une impulsion commune, bien
dirigée et aussi prompte que possible ; car ici
chacun est solidaire de son voisin. et un point
assaini ne met nullement à l'abri des influences voisines qui s'exercent à de grandes distances.

L'administration peut se dispenser d'inter-
venir dans l'établissement des propriétés qui
seront après le défrichement le partage des familles colonisatrices ; il peut s'en rapporter au
goût et à l'imté êt de chacun, tout en impri-
mant cependant l'élan et les encouragements
que l'expérience dictera. Dans tous les cas
c'est au début que la France doit faire des sacrifices prompts et considérables.

Les Arabes, attirés par l'appât du gain, se
prêteront facilement à la réalisation de ces
plans. Une population surabondante de ma-

raudeurs et de vagabonds sera ainsi occupée, et
le pays en aura moins à souffrir. On verra encore des cultivateurs offrir leurs services pour
un salaire, dans les intervalles de ces travaux
qui leur laissent beaucoup de loisirs. Et l'argent
que nous dépenserons, restant dans la contrée,
et contribuant au bien-être des habitants, sera
d'un double effet pour le présent et d'un effet
immense pour l'avenir.

Mais faisons encore plus ample connaissan-
ce avec le peuple arabe, c'est indispensable à
notre sujet. Il y a dans une tribu deux sortes
principales d'Arabes : ceux qui travaillent aux
champs, à une certaine industrie, ou qui gar-
dent les troupeaux, et ceux qui ne travaillent
pas, et sont les interprètes ou les représentants
du Koran qui renferme toutes leurs lois. En
temps de guerre tous ceux qui peuvent porter
les armes sont soldats, et ils obéissent à la voix
du chef de la tribu qui le plus souvent, est
marabout. Aujourd'hui nous avons créé une
administration des Arabes par les Arabes, et
nous avons *donné l'investiture* à des chefs de
notre choix sans nous inquiéter absolument de
leur piété musulmane ; cependant, nous avons
dû nous assurer de leur influence matérielle,

chez eux, presque toujours liée à l'influence religieuse, et les résultats généralement bons ont démontré que la mesure avait été d'une sage politique. Par l'intermédiaire de cette autorité rétribuée par l'État, et qui nous est dévouée autant qu'elle peut l'être, nous pouvons déjà agir sur ces populations et introduire dans leur sein les bienfaits de notre civilisation. Il faut veiller seulement sur quiconque chercherait à maintenir ou à reveiller chez ce peuple son esprit de nationalité. Le temps triomphera peu à peu de leurs habitudes, et n'étant plus eux-mêmes, ils se trouveront assimilés avec nos populations d'Europe, sans désirer de s'en séparer jamais. Cette race arabe est évidemment dans un état de décadence physique et morale amenée par la guerre ou par les maladies héréditaires, et qu'il faut tâcher de restaurer et de conserver avec sollicitude. Elle est rongée par des virus chroniques qui infectent les familles ; nous seuls pouvons trouver es remèdes qui peuvent combattre avantageusement ce mal.

L'introduction du peuple arabe dans notre mouvement colonisateur et civilisateur choque certains esprits. Ce qui a été, disent-ils, c'est

ce qui sera. Un peuple a son enfance, son apo-
gée, et son déclin, puis il prend fin. Ils voient
dans les siècles qui se sont écoulés une suite
de peuples qui se sont succédés sans que les
derniers aient acquis sur les premiers une su-
périorité telle dans leur civilisation qu'ils cons-
tituent un progrès réel dans le développement
de l'humanité. Tout peuple pour eux ressem-
ble à un arbre, qui croit, atteint le développement de son espèce, le dépasse quelquefois
même, suivant les conditions dans lesquelles
il se trouve, puis il meurt; on ne peut attendre
que ceux qui sortiront de lui iront indéfini-
ment en augmentant et en se perfectionnant.
Ils citent à l'appui de leur opinion l'exemple
de l'Égypte, de la Grèce et de Rome, dont
la civilisation, si développée et si florissante
jadis, n'est presque plus maintenant que du
domaine de l'histoire. Ils montrent la civilisation parcourant le monde et allant d'Orient
en Occident, laissant après elle des ruines ou
des souvenirs, après avoir élevé ses édifices,
plus ou moins parfaits, à peu près tous de la
même hauteur et ne dépassant pas une certaine région, comme les plantes diverses qui
croissent en s'étageant sur les flancs des hau-

3

tes montagnes. Les lois de la civilisation sont
fixes et fatales, pensent ils ; elles suivent un
certain ordre et ne dépassent pas un certain
degré ; nous ne pouvons y échapper. Persua-
dés de cette vérité, ils acceptent avec résignation, passivement, leur place dans ce mouvement ascendant ou descendant, et ils ne font
aucun effort pour en modifier la destinée. —
Telle n'est pas notre opinion.

Un des meilleurs résultats de la guerre algérienne est certainement d'avoir fait pénétrer
le soldat français dans le Gourbi le plus bar-
bare et le plus reculé, d'avoir mis en présence
l'Arabe et le Français et amené la chute
d'Abd-el-Kader, dernier symbole de la puissance indigène. Aujourd'hui que nous connaissons mieux le pays conquis, nous sommes portés à avouer qu'il est bien des contrées européennes où les habitants sont loin d'égaler en
intelligence, en bravoure et en industrie le
peuple qui habite la soi-disant Barbarie ; je
ne'n veux pour preuve que l'habile conduite
des chefs indigènes qui, pendant si longtemps,
ont tenu en échec notre puissance formida-
ble.

Et que possédaient-ils pour alimenter cette

lutte? rien, si ce n'est la force morale. Un jour
viendra où nous reconnaitrons que ce peuple si
fidèle au sens naturel était aussi intelligent que
nous. L'Arabe est observateur, patient. fidèle à
la foi de ses pères. at aché au sol, à la famille,
résigné à la loi du destin, qualité qui passe chez
nous pour une grande sagesse ; sobre, laborieux, ennemi du luxe, du faste et des vaines dis-
tinctions, courageux et persévé ant ; mais il
n'exerce ces qualités que dans la vie ordinaire
de sa tribu, il obéit au chef populaire ; il est
sensible à tout ce qui prend le caractère grand,
hardi, chevaleresque ; il supporte les maux
physiques avec une stoïcité qui nous étonne,
et meurt avec une grande fermeté.

Ces dispositions innées, auxquelles l'éducation n'a rien ajouté, passent inaperçues chez
un ennemi, et comme elles s'exercent hostile-
ment contre nous, nous n'avons appris à con-
naître l'Arabe que par ses vices ou par ses
défauts ; aussi nous avons l'habitude de le
peindre comme faux, avare, perfide, avide,
méchant, paresseux et assassin, vices incontestables que la violence ne fera qu'enraciner, et
qu il importe d'étouffer par la culture des facultés dont nous connaissons l'existence. L'é-

ducation d'un peuple comme celle de l'individu, se fait par la substitution d'une idée à
une autre. Ce déplacement n'est pas impossible et il nous appartient de tenter cette difficile éducation. La force et la sévérité ne sont
pas exclues des moyens propres à y parvenir ;
il suffit pour en justifier l'emploi qu'elles
soient dirigées par le sentiment de la justice.

Les principes que nous indiquons ici ne peuvent échapper à la pénétration des Arabes ; il
est impossible qu'une forme nette et définie
de notre intention ne pénètre pas dans leur esprit en éveillant même leur sympathie. Toutefois, il ne faut assigner aucune durée à ce développement des facultés intellectuelles et morales. Un peuple qui vit de croyances tradition-
nelles dont il ignore en partie l'origine et le
but, est plus rebelle qu'un autre à en subir la
transformation ou à s'en dépouiller.

La femme arabe est dans un état d'abaisse-
ment qui ne fait pas honneur à l'humanité ;
pour elle, il n'y a ni bien-être physique, ni
récompense, ni influence morale. C'est un vil
instrument qui sert aux plus brutales passions
de l'homme. Les plus rudes travaux sont im-
posés à son organisation fragile ; le cheval a

plus de prix aux yeux du Musulman; il exerce
sur elle un droit arbitraire. Elle ignore les
douceurs de la vie domestique et n'exerce sur
la volonté de l'homme aucun empire; pas un
soupir; pas une plainte ne doit sortir de sa
bouche indigne ; les égards dus à la mère lui
sont refusés; les douleurs de l'enfantement ne
sauraient émouvoir son époux. Elle allaite les
enfants, et les élève en les portant sur son dos,
conjointement avec d'autres fardeaux, sous le
poids desquels elle est haletante et prête à
défaillir; à peine couverte de haillons, elle court
la campagne pieds nus et le corps meurtri par
les pierres, les épines et tous les objets angu-
leux; sa peau est brûlée par le soleil; elle
n'est admise à la table de son mari qu'après
le repas de celui-ci dont elle glane les restes ;
elle ne reçoit jamais l'hommage de la piété
filiale qui ne s'adresse qu'au chef de la famille;
enfin le sexe féminin n'est dans la vie arabe
qu'un moyen abject de perpétuer la race. Cet
avilissement se succède dans les êtres qui le
subissent sans grande souffrance morale.

La femme arabe ne rêve pas un état meil-
leur et n'a jamais cherché à s'y soustraire;
elle semble vivre comme une plante, comme

un arbre. Physiquement, son squelette est fin,
les os en sont délicats et bien achevés, les ar-
ticulations sont petites et d'un dessin recher-
ché; les membres sont bien attachés, leurs
dimensions présentent des proportions heureuses; les muscles sont bien implantés; la
chair a des contours moulés; les extrémités
surtout présentent aux attaches tendineuses
des lignes que l'art recherche; les pieds et les
mains, malgré le travail rude des champs, sont
d'une dimension digne d'être enviée de nos
coquettes.

La colonne vertébrale éprouve aux reins une
courbure qui fait saillir le ventre et change
l'axe du bassin; c'est une difformité produite
par l'habitude de porter de lourds fardeaux
sur cette région. La tête présente une conformation régulière qui n'exclut aucune faculté,
la face est expressive dans tous ses traits. Le
ventre et le sein sont les parties défectueuses
de la femme indigène; néanmoins, sous cet
état d'appauvrissement, l'art découvre dans
ces ruines même les éléments précieux à leur
restauration.

Les causes physiques de la décadence de ces
êtres oubliés sont l'absence de toute règle

d'hygiène, l'exagération des organes par un travail supérieur à leur force naturelle et enfin les maladies qui dépendent de ces causes, ou celles qui leur sont communiquées par l'hérédité ou par la contagion. En dehors de cette classe de maladies répandues d'une manière générale parmi les femmes arabes, elles peuvent contracter toutes celles qui atteignent les femmes plus ou moins civilisées, telles que les maladies ordinaires à nos climats ; mais le scrofule, la syphilis et le cortège des maladies variées et chroniques de la peau infectent cette race humaine, que l'on est surpris de voir encore survivre à tant d'ennemis.

C'est ainsi que cette belle race arabe, si bien constituée et si vivace, en ruinant physiquement et moralement la femme, tend elle-même à sa propre perte. La femme que nous venons de voir est la véritable femme de la tribu ; sa condition s'améliore dans les villes arabes ; elle n'est soumise ici qu'aux fatigues ordinaires du ménage et aux soins donner aux enfants elle ne quitte pas le foyer pour les champs, et sort à demi voilée. Quelques-unes sont employées à l'industrie, surtout dans les villes du Sud. Il est facile d'apprécier déjà les résultats de cette amélioration physique et morale, et si, de la femme des villes arabes de l'intérieur, nous passons à celles qui vivent dans les cités du littoral, nous trouvons chez elles l'intelligence, la santé et la beauté de la femme civilisée ; toutefois leur éducation morale n'en est pas plus avancée.

Il faudrait entrer dans des détails trop spéciaux et trop longs pour donner le tableau complet de l'état physique et moral de la femme indigène et européenne en Algérie, il faudrait signaler son influence sur la perpétuité et la force des races futures ; notre esquisse ne comporte pas cette étude, qui doit s'appuyer de toutes les données de l'expérience. L'amélioration du peuple arabe, le changement de ses mœurs ne peuvent s'effectuer qu'à l'aide du temps : il suffit aujourd'hui de les présenter comme un but. Le croisement des races étant un besoin de conservation des populations à venir il importe de l'apprécier, puisque déjà nous avons des exemples d'alliances mixtes.

Des européens honorablement placés dans la société, se sont attachés à l'éducation de la femme indigène, ont cultivé les facultés d'une heureuse nature qu'ils ont devinée dans une organisation physique excellente ; lorsqu'ils ont été convaincus que cette femme est digne de leur préférence, ils l'ont attachée à leur existence par la sanction de la loi conjugale.

Cette conduite est un progrès : c'est élever une esclave jusqu'au maître, et un tel exemple mérite des imitateurs ; mais des indigènes habitués à ne considérer les femmes que comme un être inférieur auquel ils refusent tout droit et qu'ils n'obtiennent qu'à un prix débattu comme un objet taxé au poids et au volume, aspirant à des alliances avec les Européennes libres pour en faire des esclaves, c'est un acte à reprouver hautement, et surtout lorsque cette alliance est provoquée par la cupidité, et qu'une jeune femme française, distinguée par son intelligence et par les qualités physiques, comme nous en avons vu des exemples, accepte volontairement pour époux un vieillard arabe infirme et caduc.

Le premier croisement de l'Européen avec la femme indigène est déjà praticable ; le second ne peut le devenir qu'avec le Musulman jeune et déjà façonné depuis longtemps à no-

tre éducation. La génération qui s'élève
pourra en fournir plusieurs exemples. La sollicitude qui doit diriger cette combinaison
s'appliquera surtout à la culture des facultés
physiques, intellectuelles et morales de la jeu-
nesse indigène, elle se trouvera secondée dans
cette voie par l'intelligence précoce qui la distingue et par la vivacité naturelle dont elle est
douée ; par conséquent, il faut chercher les
moyens d'attirer dans nos rangs les Musul-
mans d'un âge tendre, afin de les élever selon
les mœurs et les principes de notre nation. Ces
néophytes seront ainsi sympathiquement en-
gagés à une alliance indispensable au main-
tien de notre prospérité coloniale. Il en sera
de même de la jeune fille indigène, dont la
constitution corporelle et la beauté des formes,
rehaussées par l'éducation française, garantis-
sent au citoyen de l'Algérie le choix d'une
épouse, digne objet de ses vœux.

En résumé, introduire les Arabes dans le
sanctuaire de notre civilisation, les y attirer
par l'affection et par leurs propres intérêts ;
éteindre leur fanatisme ; les employer aux défrichements premiers des terres incultes, ré-
pandre dans leurs tribus les principes de no-

tre société, nous dépouiller nous-mêmes des préjugés hostiles à leur fusion, n'employer la force que rarement et avec équité ; substituer aux vices de leur race les vertus de la nôtre, au lieu d'opposer vices à vices comme quelques-uns en ont eu l'idée ; relever de son état abject la femme arabe, par les moyens que réclame cette importante mesure ; favoriser les mariages mixtes ; s'efforcer d'élever les deux sexes suivant nos principes, etc.; telle est la noble mission que la France doit entreprendre et poursuivre en Algérie, sans se lasser, jusqu'à entière réussite.

D'immenses travaux de défrichement, de desséchement et d'assainissement, à la fois pratiqués sur une vaste échelle, doivent être entrepris et précéder toute culture. Les travaux partiels et opérés lentement, incapables d'abattre l'hydre toujours renaissante et multiple des épidémies, ne pourront amener le colon jusqu'à la position heureuse d'un propriétaire vivant avec sa famille du produit de ses récoltes ; il peut succomber, lui et les siens, dans des tentatives insuffisantes avant d'avoir atteint ce but, qui est la condition d'existence d'une colonie.

Nous ne nions cependant pas qu'il n'y ait point absolument de succès à espérer, en dehors de ces moyens, et que l'agriculture partielle, isolée, ne triomphe à la longue des obstacles qu'elle a à surmonter; l'histoire du monde prouve le contraire, mais que de temps, que de malheurs, que de sacrifices, que de vies épargnées par l'adoption de la mise à exécution prompte et rapide des procédés que nous indiquons et qui découlent des règles établies par les connaissances modernes !

Comment opérer ces défrichements et ces desséchements sur une aussi vaste échelle que le demande la grandeur de cette possession ?

Les travailleurs arabes, attirés par l'appât du gain, arriveront, et ce sera même un bien d'occuper une population trop désœuvrée ; mais quels seront les moyens de préserver tous ces travailleurs des émanations pestilentielles qui naîtraient sous leurs pas ? les colons doivent être au moins à une lieue de distance des terres qu'on défriche pour n'avoir rien à redouter des émanations miasmatiques. Il ne peut point y avoir d'habitations fixes près des terres fraîchement soulevées, autrement le danger est imminent. L'ensemencement et les plantations doivent nécessairement être pratiqués sur les bandes du terrain soulevé, ce qui est le premier moyen d'assainissement et de desséchement des espaces défrichés.

Le colon et sa famille, qui doivent être le dernier terme de notre œuvre colonisatrice, seraient ainsi placés dans des conditions moins meurtrières seulement, car bien des dangers les environnent encore. Ce n'est qu'insensiblement qu'ils pourront s'y soustraire ; des marais circonscrits se formeront souvent de nouveau dans l'étendue même de leur propriété ; et jusqu'au triomphe de la végétation nouvelle, ils courront les dangers de leur funeste influence.

La sollicitude de l'administration doit se porter d'abord sur les travailleurs qui vont être employés aux premières opérations d'assainissement ; leur nourriture, leur demeure, les heures de travail, sa durée, les précautions à prendre en cas de maladie, doivent éveiller sa vigilance, afin qu'elle ne fasse pas de tentatives infructueuses, mais qu'elle arrive à une exécution complète de l'œuvre coloniale en neutralisant toutes les causes prochaines de destruction.

Les chemins de fer seront d'un grand secours dans cette entreprise. Les travailleurs pourraient être par leur moyen soustraits aux émanations du sol qui ont lieu plus particulièrement à certaines heures. En prenant leur repas du soir et en passant la nuit loin du foyer pestilentiel, ils éviteraient les moments les plus dangereux, si on y joint surtout des intervalles de repos plus prolongés qu'on ne le fait ordinairement, et que l'on n'envoie les travailleurs dans les marais que de deux jours l'un.

Ces règles découlent naturellement des propositions suivantes empruntées à la pratique médicale des contrées infectées par les miasmes exhalés du sol.

Toute partie de terre qui réunit les trois conditions suivantes : *débris organiques, humidité* et *chaleur*, est une source de maladies. Elle enfante des fièvres graves, rebelles, prolongées, plus ou moins funestes, qui déciment les populations et altèrent la constitution de ceux qui survivent, surtout lorsque ces éléments sont permanents, multipliés, et que l'espace sur lequel ils se développent est d'une grande étendue.

La chimie a fait en vain des recherches et de grands efforts pour rendre palpable le principe malfaisant qui provient de la fermentation du règne végétal et animal ; impuissante à créer un être, elle ne recueille, quand il est détruit, que des éléments qui sont la dernière expression de tous les corps organisés et qui ne peuvent pas expliquer la maladie.

Mais si aujourd'hui cette science ne peut nous fournir les résultats que nous désirerions en obtenir, il n'en est pas de même de l'observation, et à moins de nous condamner à attendre toujours, il se faut mettre en chemin avec notre bagage pratique.

Or, l'expérience nous apprend que tout marais est dangereux et que les travaux d'écoulement, de défrichement, d'assolement, d'ensemencement et de plantations, que l'agriculture, en un mot, assainit tous les terrains, auparavant malsains, n'importe à quel degré. Et, par conséquent, exécuter ces travaux de la terre dans un ordre déterminé ; c'est travailler avec fruit et au développement certain de la colonie.

Mais pour bien saisir la filiation des moyens

réclamés par les soins des premiers travailleurs, il est nécessaire d'indiquer quelques lois
consacrées par la science pratique dans la production des maladies.

L'eau qui s'évapore dans l'atmosphère sert
toujours de véhicule aux principes délétères.
Toutes les fois que l'air est sec et privé d'eau,
aucun principe nuisible n'est transporté par
son intermédiaire : il n'y a ni contagion ni
infection. L'air humide est aussi bon conducteur de l'électricité, à laquelle quelques savants
attribuent le danger que le plus grand nombre
explique par la présence des miasmes. Ce qu'il
importe d'établir ici, c'est que l'air humide est
pour nous très-dangereux. Il nous environne
de tous parts et il porte jusque dans les parties
vitales de nos organes ses principes destruc-
teurs. Dans le désert comme sur les pla-
teaux il y a *des débris* de plantes et d'animaux,
une haute température ; mais, faute d'eau, il
n'y a ni marais ni fièvres graves ; dans les
plaines et dans les vallées, au contraire, l'humidité abonde : il y a de même des débris organiques et beaucoup de chaleur ; aussi est-ce
dans ces régions que prennent naissance ces
épidémies de fièvres et de dyssenteries qui ont

fait tant de mal à l'armée et retardé la colonisation agricole.

L'air sec et chaud est très-avide d'eau. C'est à cette avidité de l'atmosphère pour tout ce qui est humide qu'est due la sécheresse si incommode des yeux, des narines, de la bouche, de la gorge et de la peau, durant le règne du vent sec et chaud du désert. Cette propriété absorbante exercée jusqu'à saturation humide n'est pas sans influence sur les grands mouvements de l'air. En d'autres termes, l'air sec du sud est fortement attiré par les vapeurs de l'Atlantique et de la Méditerranée, au nord et à l'ouest, et il forme ainsi les vents et l'atmosphère humide d'Afrique.

L'air chaud et saturé d'eau est bien celui de l'Algérie pendant l'été ; il tient une grande quantité d'eau en vapeur invisible, tant que le soleil est sur l'horizon ; mais elle devient sensible à la vue le soir et à plus forte raison le matin dans les vallées et dans les plaines, cachées alors par des nuages uniformes de vapeurs aqueuses, qui enveloppent les camps, les villages, les villes, les bivouacs et les convois. Et c'est dans ces vapeurs que se trouvent les principes malfaisants auxquels on ne peut échapper tant que l'on s'y trouve plongé.

L'air sec et chaud est très-dilaté et évapore une grande quantité d'eau puisée dans le sol humide, surtout aux heures de la plus grande chaleur diurne.

L'air chaud et humide est beaucoup plus léger que le précédent, et obéissant aux lois physiques, il tend sans cesse à s'élever vers les couches supérieures, jusqu'à ce qu'il trouve celle qui lui fait équilibre par sa légéreté. Pendant la chaleur du jour, les régions supérieures tiennent accumulées en suspension des couches successives d'air chaud humide, léger et infecté, s'échappant par colonnes de la surface des marais. Cette ascension d'air et de vapeur dure tant que la terre reçoit du soleil plus de calorique qu'elle n'en rend par le rayonnement ; mais le soleil ayant passé sous l'horizon, la chaleur de la terre rayonne vers l'espace, et, en se refroidissant, elle abaisse aussi la température de la couche d'air la plus voisine ; il en est de même pour les couches superposées. Plus l'air se refroidit et plus il diminue de volume, contrairement à ce qui avait lieu lorsqu'il s'échauffait. Les couches en se condensant déposent au point de contact une certaine quantité de vapeur souvent considérable, qu'en l'absence du soleil l'air restitue lorsqu'il se refroidit ; c'est elle qui produit ces abondantes rosées des nuits d'été, dont les vêtements, les végétaux, tous les objets enfin sont imprégnés comme après la pluie.

En Afrique, la chaleur du jour est si grande et l'évaporation si prompte, que l'air, la vapeur et les miasmes sont rapidement portés aux régions supérieures, loin du contact des hommes. L'air est si dilaté, que, sous un même volume, il contient très-peu de vapeur miasmatique.

Le soir, au contraire, durant la nuit et le matin, l'atmosphère se refroidissant, la vapeur d'eau, véhicule de matières miasmatiques, retombant dans les régions inférieures, l'élément perfide se trouve nécessairement en contact avec l'individu qui le respire par les poumons et l'absorbe par la peau avec les éléments indispensables à la vie.

L'air humide n'est pas le seul élément qui renferme des miasmes, les propage et les introduit dans l'économie humaine ; ils sont dissous dans l'eau stagnante, capable d'empoisonner celui qui vient s'y désaltérer.

Nul homme, nul être animé plongé dans l'atmosphère imprégnée d'effluves marécageux, ne peut se soustraire à leur introduction dans les organes, et cependant les maladies ne se manifestent que chez un certain nombre d'entre eux. L'expérience nous fournit de fréquents exemples d'immunités, qui ont pu faire croire que l'on s'acclimate aux émanations des contrées réputées malsaines, ou que les dangers de leur action sont exagérés. Ces exemples en imposent, car les individus qui paraissent préservés ne s'aperçoivent pas des atteintes portées à leur constitution ni des changements survenus dans leur économie sans commotion violente, mais qui n'en sont pas moins évidents pour le médecin qui tient compte de la marche ordinaire de la vie humaine.

Qui ne distingue à la simple inspection l'habitant du Sahel de celui de la Mitidja ? Cette différence est incontestable, même pour l'Arabe. Il existe, d'ailleurs, dans toutes les épidémies, choléra, peste, fièvre jaune, fièvres et dyssenteries, des immunités individuelles qu'il serait dangereux d'invoquer pour rester inactif dans la recherche des causes et dans celle

des moyens propres à prévenir ou à détruire
ces fléaux ; nous voyons, du reste, tous les ans
des colons, ayant habité impunément des localités malsaines pendant quatre, six, dix et
quinze ans, persévérant avec la confiance ins-
pirée par le passé, être surpris soudainement
par la violence d'une atteinte grave, devenant
promptement pernicieuse, si un changement
subit de résidence et des moyens énergiques
ne les arrachent sans délai au péril !

Si certaines constitutions sont capables de
résister longtemps aux causes destructives, ou
n'en ressentent que des effets lents, les immunités réelles sont de rares exceptions, et
trop souvent il suffit d'une nuit de bivouac
dans la plaine, ou d'une chasse prolongée au
marais pour mettre en danger la vie de celui
qui en respire l'atmosphère.

En résumé, l'expérience nous apprend :

1º Qu'on ne s'acclimate jamais au marais ;

2º Que l'indigène ne jouit pas de l'immunité,

5º Que si tous les habitants ne sont pas frap-
pés mortellement, ils le sont tous à différents
degrés ;

4º Que si l'individu résiste cinq, dix, douze,

seize et dix-huit ans, il n'est pas pour cela complétement préservé ;

5° Que si l'individu peut continuer son existence sans péril imminent, il n'en est pas moins dégénéré, ce qui prépare l'infériorité de la race et son extinction future ;

6° Qu'un séjour prolongé de plusieurs années n'est nullement nécessaire pour contracter les maladies funestes des localités malsaines, mais qu'il suffit de quelques heures d'une nuit, de vingt-quatre heures de séjour, pour être infecté quelquefois mortellement et souvent avec gravité.

Dans une contrée d'une grande étendue, tous les points ne sont pas également malsains ; il en est qui sont cultivés, assainis, et naturellement exempts des inconvénients des marécages. La plaine de la Mitidja nous offre plusieurs fermes en rapport, plantées d'arbres de différentes espèces qui protégent les habitants contre les émanations de la terre. Ce sont d'heureuses exceptions ; mais ces fermes, rares par rapport à l'étendue du pays, ne donnent guère l'exemption permanente des influences pernicieuses du sol qu'au propriétaire libre de jouir des bons préceptes hygiéniques qu'il

s'impose et auxquels il se soumet régulièrement. Ses fermiers ou les ouvriers qu'il em-
ploie aux foins, à la récolte, au remuement
des terres, sont soumis, à différents degrés,
aux causes insalubres du terrain ; et ils y sont
entièrement exposés si, travaillant en dehors
de l'enceinte des plantations d'arbres, en plein
champ, il existe dans le voisinage quelques
flaques marécageuses dont les exhalaisons sont
transportées par les vents. L'on voit donc qu'une
zone est solidaire de l'autre et que les fermes
qui réunissent aujourd'hui les meilleures conditions ne possèdent pas même le privilége d'un
pays salubre. Mais ces quelques domaines, si
heureusement dotés par les soins séculaires
des propriétaires qui les ont entretenus, ne
sauraient être qu'une exception et ne peuvent
constituer une colonie agricole généralisée et
productive, comme nous devons la désirer.
Pour nous, il ne doit pas y avoir de grands espaces déserts et improductifs ; il faut que tout
le sol, fertile à différents degrés et destiné à
chaque culture spéciale, soit couvert d'habi-
tans et enrichi de tous les produits auxquels il
est propre. De là la nécessité de généraliser
l'assainissement et d'anéantir ainsi ces archi-

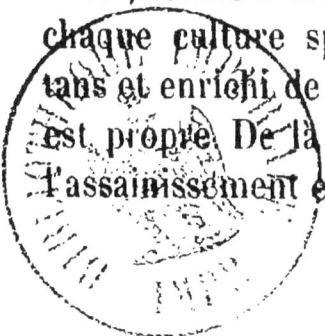

pels marécageux qui infectent les espaces sains par l'intermédiaire de l'air, comme les espaces malsains le sont par les deux influences atmosphériques et terrestres réunies. Néanmoins, comme ce travail, quelque multiplié, quelque généralisé qu'il soit, ne peut être pratiqué d'un seul coup, il importe de trouver quelques règles applicables dans les limites de son exécution possible.

On a remarqué, comme nous l'avons déjà dit plus haut, que l'influence nuisible d'un marais ne s'exerce guère qu'à la distance d'une lieue environ. Cette distance peut être réduite de moitié, pourvu que l'habitation soit placée sur un coteau élevé ; car la division de la matière nuisible s'opérant dans l'atmosphère, dans tous les sens, cette expansion horizontale et verticale à la fois s'affaiblit de tout l'espace parcouru ; c'est un effet physique que l'expérience confirme dans les invasions des maladies.

Ces précautions bien suivies seraient un préservatif presque mathématique si l'atmosphère dilatée ou condensée uniformément n'était jamais soumise aux mouvements occasionnés par les vents ; mais comment suppo-

ser que les couches aériennes, humides, éva-
porées d'un marais, n'aillent pas se condenser
le soir à de grandes distances en y apportant
les produits de leur distillation perfide ? Pour
que le calcul précédent fût rigoureux, il faudrait obtenir l'impossible, c'est-à-dire l'absence
des vents. La science ne fournit donc encore
ici que des règles approximatives, auxquelles
il serait injuste de refuser une certaine portée,
mais qui ne peuvent que servir de guide à
l'expérience pratique. La création du miasme
n'est qu'une théorie, il est vrai, mais elle est
admise et expliquée suffisamment par les faits
que recueille l'observation.

Si nous l'admettons comme cause générale
productive des épidémies qui déciment les populations algériennes, ce n'est pas commettre
une erreur, puisque jusqu'à ce jour elle en
explique les atteintes. Ce n'est pas à dire qu'il
n'y ait pas de fièvres intermittentes dans les
localités exemptes de marécages, car tout le sol
algérien n'est pas marécageux, et pourtant les
fièvres se montrent partout. Mais il est de remarque que les épidémies les plus générales, les
plus nombreuses et les plus permanentes sont
celles que produit la présence des eaux stagnan-

tes, des détritus organiques et d'une température élevée. Le mélange des eaux douces et des eaux salées engendre aussi des épidémies plus meurtrières. Celles qui provenaient de la petite plaine de Bône dans les premières années de l'occupation en offrent un exemple frappant.

Si l'on veut rejeter cette théorie des miasmes et qu'à l'exemple de quelques théoriciens on attribue à l'humidité seule ce que d'autres mettent sur le compte du miasme, il n'y aura pour nous rien de changé aux préceptes d'hygiène que nous avons à conseiller. Ce que nous accordons au miasme suspendu dans l'air humide appartiendra à l'air humide seul, que nous n'avons pas séparé des effluves et auquel est attribué tout le mal par les antagonistes du miasme ; nous raisonnons toutefois comme admettant ce dernier.

Comme considération encore empruntée à la physique, il me reste à ajouter que, lorsque le ciel est couvert et qu'une couche de nuages s'interpose entre le marais et l'espace, elle s'oppose au rayonnement terrestre et retarde ainsi la condensation si rapide par un ciel pur. Dans de pareilles conditions, les invasions sont plus rares et les maladies plus légères. Les bulletins sanitaires

de nos bivouacs confirment cette propposi-
tion.

La longueur de ces considérations scientifi-
ques incontestables, pour l'exposition desquel-
les j'ai emprunté autant que possible la langue
vulgaire, était indispensable pour établir les
conclusions suivantes, savoir : que les miasmes dégagés en abondance dans le milieu du
jour, et transportés dissous dans les vapeurs
qui s'élèvent aux régions supérieures de l'atmosphère, sont à peu près innocents, et que
l'homme peut presque impunément travailler
et voyager dans les marais tant que le soleil est sur l'horizon ; mais qu'il a à redouter
les émanations condensées, dont l'influence
est aussi énergique que funeste aussitôt que le
soleil n'entretient plus, par ses rayons, la dila-
tation de l'atmosphère.

La durée du séjour de l'homme dans les terrains marécageux pendant l'été, saison la plus
funeste, peut comprendre à peu près l'inter-
valle qui s'écoule depuis 7 à 8 heures du matin jusqu'à 5 heures du soir. C'est donc pendant cette période diurne que devraient s'ac-
complir les travaux de desséchement et d'assainissement.

Par quel moyen pourrait-on soustraire les légions de travailleurs à l'action épidémique si meurtrière de la période nocturne et des heures intermédiaires de travail ? L'expérience du campement, des bivouacs des troupes expéditionnaires et des premiers colons qui ont séjourné ou travaillé dans les terrains marécageux, nous démontre l'insuffisance des précautions hygiéniques prises sur les lieux.

Il n'est qu'un moyen d'éviter un danger dont cette expérience démontre la certitude : c'est de transporter rapidement les travailleurs loin du foyer que la fatigue de la journée rend plus meurtrière encore, et de leur faire passer la nuit dans des baraques ou dans des habitations élevées sur un coteau sain, dont l'air pur détruirait alternativement les germes miasmatiques, absorbés inévitablement pendant les émanations paludéennes de la journée. .

L'établissement des chemins de fer, ainsi que nous l'avons déjà mentionné, est le seul moyen qui se présente à nous pour donner à ce projet les développements qu'il comporte. Après avoir servi au défrichement, ils seront les grandes artères de la colonie, et un

double but sera atteint. Il ne sera pas difficile
de les tracer pour ces deux fins, du moins en
grande partie. Ce serait, du reste, peu de chose
que d'établir quelques embranchements secondaires aux lignes principales qui ne seraient
pas sans utilité pour l'exploitation agricole et
commerciale.

Quel est le genre de travail auquel seront
employés ces premiers ouvriers dont nous vou-
lons protéger l'existence? S'ils ne devaient
entreprendre qu'une opération temporaire,
assurément les dépenses immenses qui doivent y être affectées seraient trop considérables en regard d'un tel résultat. Ces travaux
sont la base indispensable d'une colonie pros-
père. Les entreprendre, et les poursuivre
jusqu'à entière réalisation, est une tâche
qui nous est assignée au nom de l'expérience.

Évidemment ces premiers travaux ne sont
pas encore agricoles; il est nécessaire que les
opérations qu'ils réclament soient simples et
d'une exécution facile. Les canaux larges,
profonds, encaissés et navigables, au besoin,
sont des entreprises destinées à donner au
pays de bons résultats et des revenus dont

l'expérience a déjà démontré ailleurs toute
la valeur. Leur utilité, comme moyen d'assainissement, est incontestable ; car l'observation
prouve que les vapeurs impures qui s'exhalent
des marais ne sont nuisibles qu'autant que le
terrain vaseux n'est pas submergé et que les
eaux stagnantes sont sans limites déterminées.
Une fois encaissées et abondantes, elles dissol-
vent le gaz, empêchent l'action solaire sur le
fond vaseux, qui ne peut entrer en fermentation, et le voisinage est préservé des épidémies
qu'occasionnent les marais proprement dits.

C'est à la submersion des mares humides
et fermentescibles après les pluies considérables, que l'on doit la cessation des épidémies,
qui redoublent au contraire après les pluies
légères de l'été, insuffisantes pour noyer les
boues et qui leur donnent ce nouvel élément
d'humidité d'où la chaleur fait éclore les émanations pestillentielles.

Les canaux doivent, d'ailleurs, être bordés
de gazon dont la végétation absorbe les gaz nuisibles recueillis encore par le feuillage des arbres, dont une double allée doit accompagner
le canal dans toute sa longueur, ainsi que cela
se pratique en France.

Les campagnes situées sur les bords du ca
nal du Midi ont eu à souffrir des atteintes épi-
démiques lors des travaux exécutés pour le
creuser, mais aujourd'hui elles sont florissan-
tes et jouissent de la santé ordinaire aux pays
salubres Il y a quelques années qu'un canal
partant de Toulouse a été creusé dans les plaines riveraines de la Garonne où les fièvres
étaient rares, légères et accidentelles. Pendant
toute la durée des travaux de creusement et
de terrassement, des épidémies fébriles, aussi
meurtrières que celles de la Mitidja, on désolé
cette contrée et donné l'alarme aux populations
voisines; mais à peine le canal a-t-il été submergé et livré au commerce que le fléau a dis-
paru, et les habitants ont retrouvé ainsi les
heureuses conditions hygiéniques antérieures.
Cette épidémie eût été évitée si le sol remué
ne s'était trouvé au centre d'habitations fixes
préxistant aux travaux et qui ne pouvaient
être abandonnées malgré le danger ; mais,
dans les contrées non encore habitées, il serait
imprudent et inhabile de ne pas prévenir une
cause de destruction dont l'action funeste est
démontrée.

Les canaux ont été construits en France

pour répondre aux besoins du commerce et de l'industrie, et ce motif a été suffisant pour qu'on ne reculât pas devant les difficultés et les dépenses de ces grandes entreprises. En Algérie, ils auront ultérieurement le même but, quoique d'abord il soit moins immédiat. Il serait indispensable aujourd'hui de creuser en Afrique, dans tous les terrains marécageux, des canaux d'écoulement dont les pentes seraient ménagées de manière à ce qu'ils pussent recevoir les eaux nuisibles et stagnantes à la surface du sol, ainsi que les filtrations souterraines qui, s'écoulant dans des couches perméables, viennent çà et là sourdre dans les plaines à travers quelques fissures d'argile et alimenter ainsi les mares où a lieu la décomposition des êtres organiques. Ce sont ces filets d'eau épanchés d'une manière continue des montagnes de l'Atlas (Puits de Bistourta) qui entretiennent pendant l'été presque tous les marais de Mitidja.

Les eaux pluviales du printemps et de l'hiver suivent les pentes naturelles du sol et forment des marais qui reposent sur un terrain imperméables. La surface de la Mitidja présente des ondulations composées de collines et de bas-fonds, auxquels il ne manque que le mouvement pour ressembler à la surface d'une mer agitée. Il est facile de concevoir que les marais se forment toujours à la partie déclive où seront dirigés les travaux d'écoulement. Plusieurs de ces bas-fonds sont à sec pendant l'été et n'offrent aucun danger ; aussi les habitations pourraient s'élever sans péril sur les collines voisines, si l'on n'avait à redouter l'influence ordinaire des vents qui apportent les émanations environnantes. Cette immunité locale a existé jadis à Bouffarick, comme l'indique son étymologie, qui veut dire lieu de séparation (*Bou-Farick*), c'est-à-dire lieu intermédiaire entre le terrain salubre et le terrain malsain, contrairement à *Beni-Mered*, lieu de malades, quoique les conditions de salubrité soient bien changées aujourd'hui.

Au reste, ce ne sont pas les marais formés par les pluies abondantes de l'hiver qui sont les plus dangereux ; l'élévation de la température, pendant les mois de mai et de juin, suffit le plus souvent pour mettre à sec la plupart de ceux qui ne sont dus qu'à cette cause Lorsque la quantité d'eau recueillie pendant l'hiver forme des lacs intarissables, le moyen d'en

détruire le danger consiste à encadrer les rives
en coupant les bords à pic. en encaissant ces
masses d'eau qui autrement,franchissent insensiblement leurs rives mal limitées et forment
une circonférence marécageuse où se trouvent
des vases non submergées. Mais les mares les
plus perfides sont celles dont l'élément humide
est continuellement entretenu par les filets
souterrains qui, par une filtration permanente,
alimentent la fermentation putride provoquée
par le soleil à la surface du sol. Le travail de
canalisation doit donc avoir le double but d'attirer dans son sein, non-seulement les eaux
qui séjournent à la surface, mais surtout de
rompre les veines souterraines,les nappes d'eau
qui viennent verser leur produit dans cette
artère principale, au lieu de sourdre çà et là
sans canal d'écoulement.

A la rigueur, il y a d'autres moyens que la
canalisation pour abolir ou faire disparaître
l'influence des eaux stagnantes : l'atterrisse-
ment, le passage d'un cours d'eau sur ces terres humides, quand c'est possible, et enfin
l'encaissement, tandis qu'il n'y a qu'un moyen
d'épuiser les filtrations souterraines qui entretiennent l'humidité : c'est la rupture brusque

et complète des couches plus ou moins perméables qui leur servent de lit.

Les travaux de desséchement seront donc
précédés de l'étude pratique de ces épanchements souterrains, dont l'existence se manifeste par des espaces plus humides où la ver-
dure est fraîche et permanente pendant toute
l'année. Un observateur placé sur un point
culminant de la plaine peut facilement, d'un
seul coup d'œil, compter le nombre de ces marécages verdoyants, qui tranchent sensible-
ment sur l'étendue de l'horizon plus aride que
la vue peut embrasser. Le canal, pour être
préservateur, doit suivre tous les contours
que les pentes naturelles exigent, et tout d'a-
bord l'endroit le plus déclive de la plaine à as-
sainir, afin qu'aucun filet d'eau, aucune couche
humide n'échappe à son absorption. Plusieurs
branches secondaires, si elles sont exigées par
la conformation du terrain, seront reliées au
canal principal d'après les mêmes préceptes.
Épuiser les couches extérieures en absorbant
leur aliment humide fourni par les *transfu-
sions* souterraines, et faire écouler dans le même
lit les flaques d'eau stagnantes *superficielles*, tel
est le but de la colonisation préservatrice.

La nécessité de nettoyer ces canaux fait naître un nouveau danger qu'il faut éviter; nous
le savons ; mais ce besoin est encore éloigné,
et des machines en faciliteraient heureusement
l'exécution.

Les canaux pratiqués jusqu'ici épuisent les
eaux pluviales peu dangereuses, sans absorber
assez les épanchements souterrains qui alimentent la putréfaction.

Un bon drainage pourrait peut-être rem-
placer les canaux ouverts qui reçoivent toujours les rayons du soleil, et s'obstruent assez
facilement lorsque les pentes sont faibles et
que les sources qu'ils reçoivent sont peu abondantes ; mais il y a encore là une question
d'application que nous laissons aux hommes
spéciaux chargés des moyens d'exécution, lorsque les principes que je viens d'exposer seront
reconnus et qu'ils recevront une première
sanction.

Telles sont les considérations générales pui-
sées à la source de l'observation rigoureuse
des faits pendant un long séjour en Algérie
dans des positions différentes et des lieux divers, depuis la tribu jusqu'au siége de l'administration et du gouvernement.

Ce sont les conditions préliminaires que je considère comme indispensables à toute colonie et devant en assurer ultérieurement la durée.

Je ne me dissimule pas que de grands progrès se sont accomplis en Algérie depuis l'époque à laquelle remonte cet écrit, mais les principes qui y sont exposés n'en ont pas moins leur opportunité ; ils ne peuvent que rendre populaires des connaissances dont l'application généralisée, en allégeant la tâche du gouvernement, doit tourner au profit de tous et placer la colonie française de l'Algérie dans des conditions physiques et morales qui la rendent supérieure aux colonies anciennes et modernes.

Encore sous l'impression de souvenirs rétrospectifs que ravivent incessamment les faits qui se produisent de nos jours, j'ai cherché à détacher une page médicale de ce pays, parce que je ne doute pas que, malgré les malheurs des premiers temps de notre occupation, la colonisation n'y soit désormais praticable selon les règles d'hygiène et de conduite qui découlent de ce que je viens d'exposer.

ERRATA

La rapidité avec laquelle s'exécutent les journaux quotidiens ne permet point l'extrême pureté typographique ; n'ayant pas eu le temps de nous relire et cette brochure étant formée des lignes, du texte même qui a été inséré dans le *Journal de Nice*, par conséquent, la plupart des fautes qui se sont glissées dans l'un subsistent dans l'autre. Nous ne relèverons que les plus importantes par l'ERRATA suivant :

Pages 8, ligne 13. — Au lieu : *de Binsra*, lire : *de Biskra*.

» 11, ligne 12. — Au lieu de : *où les rois éléments*, lire : *où les trois éléments*.

» 17, ligne 3. — Au lieu de : *changement du*, lire : *changement de*.

» 20, ligne 10. — Au lieu de : *précédés*, lire : *précédé*.

» 22, lignes 8 et 9. — Au lieu de : *mais recevant cependant*, lire : *mais recevant, toutefois*.

» 31, ligne 10. — Au lieu de : *mais le*, lire : *mais la*.

» 36, ligne 8. — Au lieu de : *l'adoption de*, lire : *l'adoption et*.

» 39, ligne 15. — Au lieu de : *il se faut*, lire : *il faut se*.

» 40, ligne 16. — Au lieu : *de tous*, lire : *de toutes*.

» 47, lignes 15 et 16. — Au lieu de : *soins séculaires des propriétaires*, lire : *soins des anciens propriétaires*.

NICE — TYPOGRAPHIE V.-EUGÈNE GAUTHIER ET Cie.

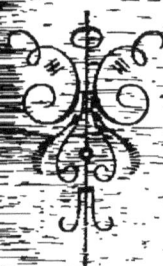

.

www.ingramcontent.com/pod-product-compliance
Lightning Source LLC
Chambersburg PA
CBHW050604210326
41521CB00008B/1100